Leprévost

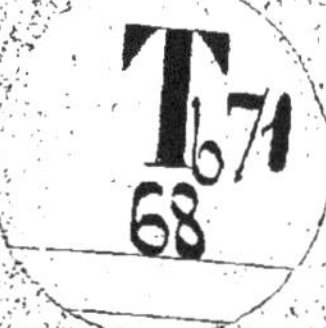

DISSERTATION

SUR LA

SUPERFÉTATION,

Par M. LEPREVOST, *Docteur en Médecine, Membre de l'Académie des Sciences, Belles-Lettres et Arts de Rouen, etc., etc., etc.*

C'est un des phénomènes les plus curieux et les plus intéressants de la physiologie animale qu'une nouvelle conception qui survient chez une femme qui déjà est enceinte : on l'appelle superfétation.

Depuis Hippocrate jusqu'à nos jours, beaucoup de médecins et de naturalistes en ont admis la possibilité; quelques-uns cependant l'ont révoquée en doute, se fondant sur ce que le père de la médecine dit, dans un de ses aphorismes, que l'orifice de la matrice est fermé chez les femmes enceintes; *quæ gravidæ sunt, uteri os coarctatum est* (1). Malgré le respect qu'on doit avoir pour les sentences de ce grand homme, il faut convenir que cette opinion n'est pas fondée sur l'observation. Tout médecin ou chirurgien qui aura pu, par sa pratique, connaître les différents états de la femme pendant la grossesse sera convaincu de cette vérité. En effet,

---

(1) *Hipp. Sect. 5, aphor. 51. Interpr. fuschio.*

l'orifice externe du col de la matrice n'est jamais totalement fermé. On pourra dire, il est vrai, que l'orifice interne l'est toujours dans les premiers temps de la conception ; mais c'est une assertion qui ne peut pas être prouvée par le toucher, et qui repose sur une fausse hypothèse, parce qu'on a pensé que la génération était le résultat du mélange de la liqueur prolifique de l'homme avec celle de la femme ; que ce mélange s'opérait dans la matrice, et qu'il était nécessaire qu'elle fût exactement fermée pour la conservation du nouvel être, qui n'existait encore que sous forme liquide. En admettant cette supposition, il faudra néanmoins convenir qu'elle ne l'est pas d'une manière telle qu'elle ne puisse jamais s'entrouvrir si elle se trouve soumise à l'action d'une cause excitante : l'expérience le prouve tous les jours. Quand les femmes ont leurs menstrues dans les premiers mois de la grossesse, ou même quelquefois pendant toute sa durée, il faut bien que l'orifice interne du col de la matrice s'entrouvre pour leur donner issue ; ne faut-il pas qu'il s'entrouvre de même lorsque la femme éprouve quelques pertes avec ou sans avortement dans les différents temps de la gestation ? Ces vérités sont incontestables ; or, si la matrice, quoique renfermant le produit de la conception, laisse bien couler au dehors différents fluides qui la gênent, pourquoi, stimulée par l'orgasme vénérien, ne s'entrouvrirait-elle pas pour recevoir dans son intérieur le fluide spermatique ? L'autorité d'Hippocrate lui-même peut être opposée à ceux qui s'en servent pour rejetter la superfétation, et on peut leur prouver, par plusieurs passages de ses ouvrages, qu'il ne croyait pas que l'orifice de la matrice fût tellement fermé pendant la grossesse qu'il ne pût s'entrouvrir dans quelques circonstances. En effet, dans son livre *de diæta* il explique quelles sont les dispositions particulières qui doivent exister dans la femme et dans l'homme pour que la superfétation ait lieu ; il a même composé un livre sur ce phénomène, et il dit formellement que les femmes qui étant enceintes conçoivent une seconde fois sont celles dont l'orifice de la matrice n'est pas exactement fermé après la première conception ; il dit encore, dans le livre *de naturâ pueri*, qu'il a vu un embryon qui n'avait que six jours de conception, et qui était sorti de la matrice d'une célèbre chanteuse : elle n'était donc pas fermée exactement. La manière dont il explique la cause de la sortie de cet embryon prouve clairement qu'il ne le croyait pas.

Ces principes étant tout-à-fait en contradiction avec l'aphorisme que j'ai cité plus haut, je prévois qu'on pourrait bien m'objecter que les livres dont je les ai tirés ne sont point d'Hippocrate, et qu'ils ont été mis au nombre de ses ouvrages par des médecins qui ont vécu après lui et qui se sont servis de la célébrité de son nom pour tirer plus de parti de leurs productions. Ne voulant pas entrer dans une discussion tout-à-fait étrangère à mon sujet, je me contenterai de citer un autre aphorisme du père de la médecine pour prouver que ces principes ne sont point étrangers à sa plus pure doctrine. Si une femme éprouve, dit-il, ses évacuations menstruelles pendant la grossesse, il est impossible que le fœtus soit fort et vigoureux : *Si mulieri prægnanti menstruæ purgationes prodeunt, fieri non potest, ut fœtus rectè valeat.* (1) Il faut donc convenir que quand Hippocrate dit que l'orifice de la matrice est fermé chez

(1) *Hipp. Sect. 5, aph. 70, interpr. fuschio.*

une femme enceinte, il ne prétend pas qu'il le soit d'une manière telle qu'il ne puisse s'entr'ouvrir quand il y est excité par un fluide qui doit être évacué; c'est dans ce sens seulement qu'on peut et qu'on doit interpréter l'aphorisme 51, section 5e, et, en admettant encore que c'est l'orifice interne du col de la matrice qui est fermé et non pas l'externe qui ne l'est jamais exactement, comme je l'ai déjà dit, c'est donc à tort qu'on s'appuierait sur l'autorité de cet aphorisme pour nier la possibilité de la superfétation.

Parmi ceux qui l'admettent, il en est qui pensent que la femme doit être dans une disposition particulière pour que cette seconde conception ait lieu; ainsi Hippocrate dit, dans le livre *de diœtâ*, qu'il n'y a que les femmes d'une constitution sèche et chaude qui puissent concevoir étant enceintes; Albucasis et Avicenne sont d'opinion qu'il n'y a que celles qui ont leurs évacuations menstruelles pendant la grossesse, chez lesquelles on puisse observer ce phénomène. Il y a encore une grande discordance dans les opinions relativement aux différentes époques où la seconde conception peut avoir lieu après la première; les uns, et c'est le plus grand nombre, pensent qu'il ne peut y avoir tout au plus que quinze jours d'intervalle entre l'une et l'autre, parce qu'alors la cavité de la matrice se trouve totalement remplie par l'embryon enveloppé de ses membranes; d'autres, au contraire, soutiennent qu'il peut y avoir superfétation à un mois, deux mois et même six mois de grossesse: Lecat et Haller sont du nombre de ces derniers. Aristote dit aussi qu'il peut y avoir un long intervalle entre la première et la seconde conception, mais que le second fœtus ne peut croître ni se développer et qu'il fait périr l'autre, ce que n'admettent pas quelques-uns des médecins qui regardent la superfétation comme possible à trois ou quatre mois de grossesse. Je n'entrerai point dans un examen particulier des différents raisonnements dont ils étayent leurs opinions; mais, comme dans les sciences physiques tous les raisonnements doivent céder à l'autorité des faits bien observés, je vais citer plusieurs des nombreux exemples de superfétation consignés dans les fastes de la médecine et de l'histoire naturelle; je les examinerai ensuite successivement, et je finirai par hasarder mon opinion sur les époques de la grossesse où il est possible qu'une seconde conception ait lieu.

Une femme mariée, dit Aristote (1), qui avait un amant, accoucha de deux enfants dont l'un ressemblait à son mari et l'autre à cet amant. Une autre femme étant enceinte de deux enfants en conçut un troisième, et, le temps ordinaire de la grossesse étant révolu, elle accoucha d'abord des deux premiers conçus, qui étaient en pleine vigueur, et peu après du troisième, qui n'avait que cinq mois de conception, et qui mourut aussitôt.

On trouve dans Pline (2) les faits suivants : Une servante de Proconnèse eut commerce le même jour avec son maître et avec l'homme d'affaires de la maison, et elle accoucha aussi le même jour de deux enfants dont l'un ressemblait à ce maître et l'autre à son homme d'affaires ; une autre femme étant accouchée de deux enfants, il se trouva que l'un

(1) *Arist. Lib.* 7, *cap.* 4.

(2) *Plin. Lib.* 7, *Hist. natur.*, *cap* 11.

était au terme de neuf mois et que l'autre n'en avait que cinq.

Nicole (1) rapporte que la femme de Zacharie Scarparia, qu'il avait bien connue, accoucha d'abord d'un garçon, et que, trois mois après, elle accoucha d'un autre garçon ; que ces deux enfants avaient vécu, et que l'un d'eux fut percepteur à Florence dans le faubourg Saint-Laurent.

On lit dans Dodonœus (2) que la femme d'un bourgeois accoucha, en l'année 1570, le 7 décembre, à dix heures du soir, d'un enfant qui était bien à terme, et que le lendemain, contre son attente et celle de la sage-femme, elle accoucha d'un autre enfant qui n'avait pas quatre mois, puisque ses yeux, ses narines, et sa bouche n'étaient pas encore bien conformés.

La femme d'un docteur, nommé Gallard, qui était président de la chancellerie royale à Valence, accoucha d'un garçon quatre mois après la mort de son mari, et d'un autre garçon cinq mois après le premier. (Voyez *Paul Pereda.*) (3)

On trouve les histoires suivantes dans l'appendix de Gaspard Bauhin, au *Traité de l'accouchement césarien* ; par Rousset (4) : Il y a plus de trente ans que la femme d'un paysan, nommé Jean Pflieges, de Rixheim, village du Suntgaw, à deux milles de Bâle, accoucha d'un enfant qui vécut tout juste une année, et, sept semaines après l'avoir mis au

---

(1) *Nico. Seria 6, tract. 1, cap. 22.*

(2) *Dodonœus in annot. ad cap. 3. Benivenii.*

(3) *Schol. ad cap. 55, Joan. Micha. Paschalii, lib. de Curat. morb.*

(4) *In append. ad part. cæsa. Roussetti.*

monde, elle accoucha d'un autre garçon qui était encore vivant il n'y a pas long-temps, et qui a laissé huit enfants.

Christine Schlechtin, mariée en secondes noces à Michel Vogel, préteur du village de Bollickeim, à deux milles et demi de Bâle, ayant eu dix enfants de son premier mari, devint enceinte à l'âge d'environ cinquante ans; il y avait trente ans qu'elle était dans les liens du mariage; le temps de la grossesse étant terminé, l'an 1575, dans le mois d'avril, elle fut prise des douleurs de l'accouchement et elle mit heureusement au monde, et en peu de temps, une fille qui ne vécut que quinze jours : le temps des couches étant passé, elle releva et reprit ses occupations ordinaires. Quarante jours après son accouchement, étant allée dans les vignes, elle fut prise tout-à-coup de nouvelles douleurs dans le moment où elle y pensait le moins, et, de retour dans sa maison, elle accoucha d'un garçon qui est encore vivant aujourd'hui.

Une dame de la petite ville d'Apenrade, dans le Holstein, accoucha de deux enfants dans le mois de février de l'année 1588, à cinq jours d'intervalle l'un de l'autre. (Voyez *Jansonius.*) (1)

Une paysanne d'un village voisin de Smalckade accoucha d'une fille; huit jours après, elle ressentit de grandes douleurs dans le ventre, et ayant fait venir une sage-femme de la ville, elle accoucha d'une autre fille. (Voyez *Sckenkius.*) (2)

On lit dans Buffon (3) qu'une femme de la Caro-

---

(1) *Jansonius. Lib. Mercurii gallobelgici, pag.* 81.

(2) *Sckenkii. Observ. rari. Med. pag.* 543.

(3) Tome II, page 514.

line méridionale accoucha, en 1714, de deux jumeaux dont l'un était nègre et l'autre blanc, ce qui surprit beaucoup les assistants. Cette femme, pour se disculper du reproche d'infidélité, dit qu'un jour que son mari venait de la quitter, son nègre était entré dans sa chambre, et que l'ayant menacée de la tuer, elle avait été obligée de céder à ses désirs.

« Une jeune négresse de Virginie, dit Valmont » de Bomare, (1) après avoir accouché la première » fois d'un enfant noir, accoucha la seconde de deux » jumeaux : l'un, qui était garçon, se trouva noir ; » et l'autre, qui était fille, se trouva mulâtre ; le » garçon conservait en croissant ses cheveux courts, » naturellement frisés et ressemblant à de la laine ; » par d'autres marques encore il montrait qu'il était » un vrai nègre, et semblable en tout au père noir » qui l'avait engendré ; la fille, au contraire, était » assez blanche, elle avait des yeux bleus, des » cheveux noirs, longs et non frisés naturellement ; » elle ressemblait beaucoup à l'inspecteur de la plan- » tation Thomas Plum, que le mari nègre savait habi- » ter avec sa femme et dont il était jaloux ; enfin, de- » venue enceinte pour la troisième fois, cette né- » gresse accoucha de trois enfants dont deux étaient » mulâtres et l'autre absolument nègre. »

Il est rapporté dans le *Medical Musæum de Philadelphie*, pour l'année 1805, qu'une servante blanche accoucha de deux enfants dont l'un était blanc et l'autre noir ; on a voulu dire mulâtre, observe judicieusement l'auteur de l'article *cas rares*, du *Dictionnaire des Sciences médicales*, car autrement il n'y aurait pas de superfétation.

---

(1) Diction. d'Hist. Natur., art. *Nègre*.

Un exemple des plus certains et des plus positifs d'un phénomène pareil à ceux dont parlent Buffon et Valmont de Bomare est arrivé à Rouen. Une fille de trente-six ans, née à Paris, demeurant en cette ville de Rouen, rue Fleuriguet, n° 2, y accoucha à l'hospice d'humanité, le 15 mars 1806, de deux garçons qui n'étaient pas tout-à-fait à terme et qui ne vécurent que peu de temps : le premier qui vint au monde était mulâtre et le second était blanc ; feue Madame Perron, sage-femme de l'hospice, qui secourut cette fille dans le travail de l'enfantement, reconnut aussitôt qu'elle eut vu le premier enfant qu'il était mulâtre, et qu'il ne pouvait pas avoir un blanc pour père ; elle questionna la mère sur la cause de ce singulier événement : celle-ci répondit d'abord que c'était probablement l'effet de quelques regards ; qu'elle avait souvent fixé un nègre qui servait d'enseigne à la porte d'un magasin de liqueurs dans la rue Grand-Pont, qu'elle en avait éprouvé une impression vive, et que c'était là sans doute la cause de la couleur d'un de ses enfants; Madame Perron lui ayant répliqué que cette prétendue cause était un conte qu'elle pouvait faire à des gens qui n'y connaissaient rien, insista vivement pour qu'elle lui dît la vérité, et elle parvint à lui faire avouer que, cohabitant journellement avec un blanc, elle avait eu quelquefois commerce avec un nègre nommé Girard ; ce nègre a été bien connu dans Rouen, il était ouvrier menuisier ; il y a quelques années qu'il est mort à Elbeuf.

M. Laumonnier, chirurgien en chef de l'hospice, M. Delmas, prevôt d'Anatomie, et M. Burel, chirurgien interne, avertis de ce phénomène par Madame Perron, se transportèrent à la salle des femmes en couches et reconnurent que l'un des deux enfants était bien réellement mulâtre ; cet enfant paraissait plus fort que le blanc, ce qui donne lieu de croire qu'il avait été conçu le premier.

Je tiens ces détails tant de la mère même des deux enfants que d'une personne instruite qui avait des rapports journaliers avec Madame Ferron, et qui me les donna le lendemain de l'accouchement ; ils sont à peu près les mêmes que ceux que M. Delmas a consignés sur ce phénomène dans les *Annales de la Société de médecine-pratique de Montpellier*, pour l'année 1806 ; cependant il dit que les deux placentas étaient *réunis et adossés* comme on le remarque dans les jumeaux, ce qui ne sera pas facile à concevoir pour deux enfants qui certainement n'avaient pas été engendrés en même temps, et qui même, suivant les apparences, l'avaient été à quelques jours d'intervalle l'un de l'autre.

L'auteur de l'article *cas rares*, dans le *Dictionnaire des Sciences médicales*, n'a pas été exact sur le fait observé par M. Delmas lorsqu'il dit que la femme est accouchée le 26 février 1806, puisque c'est le quinze mars, et qu'il ajoute qu'elle se croyait enceinte de *quatre mois* lorsqu'elle avait eu commerce avec le nègre, tandis qu'il y a *quatre à cinq semaines* dans l'observation.

Après ce fait arrivé de nos jours, je vais en citer deux autres dont les observations ont été présentées à l'Académie de Rouen. En 1753, une femme de Louviers accoucha successivement en trois mois de trois enfants qui étaient vivants et furent baptisés. M. Lecat a rendu compte de cette superfétation dans la séance publique de l'Académie de Rouen du 7 août 1754. On en trouve l'extrait dans le premier volume du *Journal de Médecine*, par Vandermonde ; il dit que M. Lecat était l'auteur du mémoire sur cette superfétation, et qu'il tenait de lui la notice qu'il publiait.

Valmont de Bomare fait aussi mention de ce phénomène dans son *Dictionnaire d'Histoire Naturelle*, article *Homme*.

En 1765, une dame de Rouen accoucha avant terme d'un fœtus d'environ quatre mois. Feu M. Pillore, chirurgien distingué de cette ville, fut mandé pour extraire l'arrière-faix, et il amena avec lui un œuf humain gros à peu-près comme un œuf de poule, dans lequel on distinguait à travers les membranes un embryon du volume d'une mouche à miel, et qu'il jugea être au terme de dix-huit à vingt jours; M. Pillore présenta à l'Académie de Rouen, dont il était membre, l'une et l'autre pièce, et l'œuf humain fut ouvert en présence de la Compagnie. (1)

En 1702, une femme de qualité accoucha à Grenoble d'un garçon bien constitué; la sage-femme fut surprise de trouver dans l'arrière-faix une espèce de vessie, elle l'ouvrit et y trouva un fœtus femelle qui fut jugé être de quatre à cinq mois; l'arrière-faix qui lui appartenait ne vint que six jours après. (2) (*Académie des Sciences de Paris.*)

En 1751, le 26 septembre, une paysanne du village de Pelleray, baillage de Châtillon en Bourgogne, accoucha d'un fils à terme et bien constitué elle avait eu déjà plusieurs enfants, et ses couches avaient toujours été très-heureuses, celle-ci ne le fut pas moins, car dès le troisième jour elle se leva pour vaquer aux soins de son ménage et à ceux qu'exigeait son enfant qu'elle nourrissait; le 5 octobre et le

(1) Précis anal. des Trav. de l'Acad. de Rouen, tome III.

(2) Hist. de l'Acad. des Sciences de Paris, année 1702.

dixième jour de sa couche, étant relevée depuis trois jours, elle accoucha d'un second fils aussi fort et aussi bien constitué que le premier. (*Académie des Sciences de Paris.*) (1)

En 1782, Desgranges, chirurgien à Lyon, a communiqué à l'Académie de chirurgie de Paris le fait suivant : Une femme accoucha le 20 janvier 1780 d'une petite fille vivante, qu'on jugea être du terme de sept mois, et qui fut suivie de son arrière-faix ; l'écoulement puerpéral n'eut lieu qu'au moment de la délivrance ; le lait ne se porta point aux mamelles, et le ventre resta plus gros que de coutume dans les premiers moments de l'accouchement. Desgranges, qui vit cette femme quelques jours après, jugea qu'elle était encore enceinte ; elle ressentit en effet les mouvements de l'enfant trois semaines ou un mois après cette époque, et le 6 juillet suivant elle accoucha d'une seconde fille bien portante et qui paraissait parfaitement à terme, c'est-à-dire, cent soixante-huit jours après la naissance de la première; ces deux enfants vivaient encore en 1782. (Voyez *l'Art des accouchements de Bandelocque.*) (2)

Dans le mois de septembre 1790, l'épouse du sieur Noël, chirurgien à Toulouse, fut accouchée par M. Tarbès d'un garçon qui vint naturellement; peu d'instants après elle accoucha d'une fille dont on avait rompu les membranes et qui vint par les pieds: les deux placentas se trouvèrent parfaitement séparés, ayant chacun leurs membranes. Le garçon avait environ dix-huit pouces de long, la fille n'en avait

---

(1) Hist. de l'Acad. des Sciences de Paris, année 1702.

(2) L'Art des accouchements de Bandelocque, t. II, p. 483.

pas douze ; elle était sans ongles, n'étant pas mieux formée qu'un enfant de six mois. Quoiqu'elle n'ait jamais pu tetter, on la fit vivre pendant huit jours avec du lait de vache. (*Recueil périodique de la Société de médecine de Paris.*) (1)

En 1796, une femme de la ville d'Arles accoucha, le 11 novembre, d'une fille qui était bien à terme; les lochies se supprimèrent le quatrième jour; le lait ne se porta pas aux mamelles, et, quoique cette femme désirât fort allaiter son enfant, elle ne put y réussir, et fut contrainte, malgré sa pauvreté, de lui donner une nourrice. Un mois et demi après cet accouchement, elle fut fort étonnée de sentir des mouvements d'enfant dans son sein ; mais s'étant rappelée qu'elle avait souffert les approches de son mari le quatrième jour de ses couches, elle crut pouvoir prendre ces mouvements pour le signe d'une conception provenant de ces approches ; elle fut détrompée, car cinq mois après son précédent accouchement, le 11 avril 1797, elle donna le jour à une seconde fille aussi à terme. Le lait cette fois monta au sein et l'accouchée se disposa à le partager entre ses deux enfants, l'aînée étant sans nourrice ; mais cette aînée était dans un tel marasme, qu'elle mourut dans le mois suivant.

Cette observation est de MM. Laudun et Bret, médecins. (*Recueil périodique de la Société de médecine de Paris.*) (2)

Aux faits nombreux de superfétation consignés dans les annales de la médecine, et dont je viens

(1) Tome V, page 141.

(2) Recueil périodique de la Société de médecine de Paris, tome II.

de citer une partie, M. Dutrochet (3), docteur en médecine et notre collègue pense qu'il faut ajouter les observations qu'on a faites sur deux fœtus trouvés dans l'abdomen de deux garçons. Ses recherches sur les enveloppes de différents fœtus lui ont prouvé que les téguments de l'abdomen ne se ferment que successivement; que par conséquent dans les premiers temps du développement il existe une ouverture qui communique dans sa cavité, et qu'il est possible qu'un embryon, encore dans l'état d'extrême petitesse, s'introduise par cette ouverture dans l'abdomen d'un autre embryon plus développé que lui, et s'y trouve ainsi renfermé par la jonction des parois abdominales. Les deux faits suivants ont donné lieu à son hypothèse.

Un jeune homme nommé Amédée Bissieu, âgé d'environ quatorze ans, natif de Verneuil, se trouvait dans une pension de Rouen au commencement de l'année 1804; il se portait assez bien à l'exception d'une tumeur considérable qu'il avait à la partie latérale gauche du ventre depuis sa plus tendre enfance. Dès qu'il put prononcer quelques mots, il se plaignit de douleurs dans cette partie; il fut languissant pendant ses premières années, sa santé parut cependant devenir meilleure depuis sept jusqu'à quatorze ans. A cette époque, il fut saisi d'une douleur vive dans le côté; la fièvre se déclara, et la tumeur augmenta considérablement. Feu MM. La Barbe et Blanche, et M. Lamauve, notre collègue, lui donnèrent des soins; tous les remèdes furent inutiles, la fièvre continua. Ce jeune homme rendit par les selles des matières puriformes, et tomba dans

(1) Recherches sur les enveloppes du fœtus, page 63.

une espèce de marasme. Les médecins jugèrent alors utile de le faire retourner à Verneuil pour y respirer l'air natal. Les symptômes de la maladie allèrent toujours en augmentant ; il rendit par l'anus une pelotte de cheveux de la grosseur d'un petit œuf de poule, et il mourut le 3 juin 1804, quelques semaines après avoir rendu ces cheveux. M. Guérin, médecin à Verneuil, et M. Bertin Desmardelles, chirurgien, en firent l'ouverture : ils trouvèrent dans le côté gauche de l'abdomen, au-dessous de l'estomac et de la rate, deux masses environnées de pus, renfermées dans une même poche membraneuse assez épaisse, adhérente au colon transverse, et communiquant avec lui par une ouverture récente. L'inférieure était composée d'une forte poignée de cheveux ; la supérieure était un corps organisé auquel on distinguait une tête informe, avec une espèce d'ouverture transversale dans laquelle on voyait six dents disposées en sens contraire ; on appercevait aussi quelques traces d'œil, ou plutôt d'orbite d'un côté et d'oreille de l'autre, avec une espèce de nazeau ; la poitrine et le ventre confondus ensemble étaient moins volumineux que la tête ; on voyait sur un des côtés de cette masse une espèce de bras terminé par trois doigts sur l'un desquels on remarquait un ongle bien conformé et qui paraissait humain ; ce corps informe était attaché aux parois du kiste par un cordon épais de forme ligamenteuse.

Ce fœtus fut apporté à Rouen quelques jours après l'ouverture et déposé chez feu M. Blanche, où je le vis et vérifiai les détails cadavériques qui viennent d'être données ; j'observai en outre que dans la pelotte de cheveux il y en avait qui étaient blancs, d'autres gris, et beaucoup qui étaient noirs et assez longs ; j'observai aussi que les dents étaient de la seconde dentition.

Ce fœtus resta à-peu-près dix jours à Rouen ; il fut ensuite transporté à Paris , où on le disséqua à l'école de médecine , et on trouva dans cette masse un crâne , une colonne vertebrale , un bassin , quelques traces des organes des sens , un cerveau , une moële épinière , des nerfs très-volumineux , des muscles dégénérés , une veine et une artère ramifiées par chacunes de leurs extrémités du côté du fœtus et du côté de l'individu auquel il tenait. Il est conservé dans le muséum de l'école de médecine qui devait naturellement lui servir de tombeau.

Le second sujet dans le ventre duquel on a trouvé un fœtus est un enfant du sexe masculin mort en Angleterre, âgé de neuf mois et quelques jours. Cet enfant naquit le 18 mai 1807 , bien conformé en apparence; on s'apperçut bientôt qu'il portait dans la cavité abdominale une tumeur inclinée vers le côté gauche ; cette tumeur augmenta graduellement de volume , l'enfant éprouva de vives douleurs qui lui firent perdre l'appetit et le repos ; il mourut le 25 février 1808.

M. Georges William Young fit l'ouverture de son cadavre en présence du docteur Birkbeck : la cavité abdominale était principalement occupée par une tumeur qui paraissait contenir un fluide ; cette tumeur étant ouverte , on apperçut un fœtus dont quelques parties n'avaient ni la forme , ni la proportion ordinaires ; les membres de ce fœtus étaient gros , courts et fermes. A la partie supérieure du tronc , entre les épaules , on voyait une masse charnue , ronde et molle , d'un rouge livide, qui tenait lieu de la tête ; l'ombilic de ce fœtus était uni au fond du kiste par un corps charnu de forme conique ,

son

son système osseux était très-imparfaitement développé ; on ne voyait quelques portions de muscles que vers les hanches, et très-peu sur les membres ; il n'y avait point de cerveau, ni de moële épinière, ni aucuns nerfs du sentiment et des mouvements volontaires, mais on voyait un plexus nerveux très-distinct dans l'ombilic ; ce plexus fournissait des branches très-nombreuses aux intestins ; le cœur manquait totalement. Le système sanguin était composé de deux principaux troncs vasculaires qui partaient de l'ombilic et envoyaient des ramifications dans les différentes parties du corps. (1) (*Recueil périodique de la Société de médecine de Paris.* (2)

C'est sur ces deux observations que M. Dutrochet s'appuie pour supposer que les deux fœtus qui viennent d'être décrits pourraient bien être des produits de superfétation ; nous verrons par la suite ce qu'on doit penser de cette opinion.

Ce n'est pas seulement chez la femme que le phénomène de la superfétation a été observé, il l'a été aussi pour la jument. On lit dans l'*Histoire de l'Académie des Sciences de Paris*, pour l'année 1753, que M. Dupineau, chanoine régulier de la Congrégation de France, a mandé à M. de Réaumur qu'aux environs de Châtillon-sur-Sèvre, une jument avait produit d'une même portée un poulain et une mule ; ce qui prouve évidemment qu'elle avait été couverte par un cheval et par un âne, et confirme ce qu'à dit Aristote dans son livre *de generatione animalium*, que parmi les animaux il n'y avait que la femme

---

(1) Cette observation a été lue à la Société médicale de Londres, par M. Young, le 16 mars 1814.

(2) Tome LI, page 341.

et la jument qui souffrissent la copulation après avoir conçu. *Sola animalium mulier, et equa gravida coitum patiuntur.* (1)

Parmi les nombreux exemples de superfétation que je viens de citer, ou qui sont réputés tels par ceux qui les ont recueillis, il y en a de certains, de probables, de douteux, et d'autres qui me paraissent inadmissibles.

Je mets au nombre des exemples certains, et que les plus incrédules ne pourront révoquer en doute, les faits de la femme de la Caroline méridionale, de celle des Etats-Unis d'Amérique, de celle de Rouen et de la négresse de Virginie; il en est de même de la portée de la jument des environs de Châtillon-sur-Sèvre. La naissance d'un enfant blanc et d'un mulâtre, ou celle d'un enfant nègre et d'un mulâtre de la même couche sont des preuves irrécusables que les deux enfants ont été conçus l'un après l'autre, et qu'ils n'ont pas eu le même père. C'est une preuve de la même vérité quand une jument met bas de la même portée un poulain et une mule.

Quand les enfants sont nés à des époques peu éloignées l'une de l'autre comme de cinq, dix et quinze jours tout au plus, quand d'ailleurs ils sont bien constitués et à terme, ils me paraissent être des exemples probables de superfétation, parce que dans ces premiers temps de la conception l'embryon n'est pas assez volumineux pour occuper toute la cavité de la matrice; il n'est point encore uni à sa surface interne par les nombreux filets qui naissent du chorion, ou bien il ne l'est que dans quelques

---

(1) *Arist. Tel. de gene. anim., lib. IV, cap. 5.*

endroits, et on conçoit qu'il est encore possible que dans un vif accès d'orgasme vénérien le fluide spermatique puisse pénétrer sans obstacle dans l'intérieur de l'utérus et être ensuite porté sur les ovaires pour y opérer la fécondation. Ainsi, je pense que les accouchements de la dame du Holstein, de la femme des environs de Smalckade et de la paysanne du village de Pelleray en Bourgogne sont des faits probables de superfétation ; mais je révoque en doute les preuves qu'on veut tirer de la ressemblance des enfants à ceux qu'on dit être leurs pères ; ces signes sont trop équivoques et trop incertains, tels sont les exemples cités par Aristote et par Pline. Je révoque aussi en doute tous les cas où deux ou trois enfants sortent de la matrice avec différents dégrés de développement, soit en même temps, soit à différents intervalles, parce qu'ils ne me paraissent pas être des preuves qu'ils aient été conçus l'un après l'autre. Il peut arriver que de deux ou trois jumeaux l'un éprouve des maladies, soit languissant et même meure dans le sein de sa mère, et que les autres y jouissent d'une bonne santé. Alors, ou ils naîtront tous les trois ensemble, ou celui qui est mort malade ou languissant naîtra le premier et avant terme, et dans ces differents cas le développement peut présenter de grandes variétés d'où on ne pourrait pas conclure qu'il y a superfétation. Telle est l'opinion qu'on doit avoir des faits rapportés par Aristote et par Pline pour des fœtus de cinq mois nés avec des enfants à terme, de ceux rapportés par Dodonœus pour une femme accouchée en 1570, par de Vaubonnays pour la dame de Grenoble, par Pillore pour celle de Rouen, et par Tarbès pour celle de Toulouse. Je crois qu'on pourrait y joindre aussi les accouchements successifs de la femme de Louviers rapportés par Lecat, car il est probable que les premiers enfants n'auront pas été à terme, quoique vivants ; que le premier aura pu naître à six mois, l'autre à sept ou huit, et le dernier au terme ordinaire ; mais, comme nous n'avons pas le mémoire qu'il lut dans le tems à l'Académie de Rouen, on ne peut avoir que des conjectures sur les différents dégrés de développement des enfants.

Doit-on mettre au nombre des cas de superfétation un enfant qui nait un mois, deux mois, et même cinq mois après un autre? J'ai déjà dit plus haut, qu'il me paraît impossible qu'une femme enceinte puisse concevoir une seconde fois, quand l'embryon qu'elle porte a plus de quinze jours, tant à cause du volume de ses enveloppes qui remplissent la cavité de la matrice, qu'à cause des adhérences que le chorion et le placenta contractent avec sa face intérieure. Considérons, en effet, quel est le développement graduel de l'œuf humain. Suivant les observations faites par les hommes les plus habiles, trois où quatre jours après la conception, il y a dans la matrice une bulle ovale, qui a au moins six lignes sur son grand diamètre, et quatre lignes sur le plus petit. On voit ramper sur la surface de la bulle un lacis de petits fibres qui occupe la moitié de la superficie de cette ovoïde, depuis l'une des extrémités du grand axe jusqu'au milieu ; ce sont là les premiers vestiges du placenta.

Sept jours après, la bulle a plus de consistance ; c'est une espèce de vésicule, elle a acquis un volume double ; on y aperçoit facilement un petit duvet qui est plus épais sur une partie de sa surface que sur le reste, et, à cette époque, elle commence à occuper presque toute la cavité de la matrice.

Quinze jours après la conception elle a le volume

d'un gros œuf de pigeon, elle occupe toute la cavité de la matrice, dont elle a déjà augmenté le volume par son développement ; elle ressemble à une espèce de capsule garnie extérieurement d'un duvet épais ; à un mois elle a la grosseur d'un œuf de poule, et elle a contracté des adhérences avec la matrice dans tous les points de sa surface ; dans les mois suivants son volume augmente rapidement, au point qu'à trois mois elle est presqu'aussi grosse que la tête d'un enfant à terme. Or, comment serait-il possible que la liqueur spermatique pût se frayer un passage dans la cavité de la matrice à travers les filets épais qui unissent le chorion à cet organe, pour arriver jusqu'aux ovaires ? Je me doute bien qu'on ne manquera pas de m'objecter que cela n'est pas impossible, puisque, comme je l'ai exposé plus haut, il arrive quelquefois que des femmes ont leurs menstrues dans les premiers mois de la grossesse, ou éprouvent des pertes plus ou moins abondantes ; il faut bien alors que le sang se fraie une route à travers les nombreux filets du duvet du chorion pour se porter au-dehors par l'orifice de la matrice ; il est incontestable que cet effet a lieu, mais il y a une grande différence entre ces évacuations qui se font lentement et par une infiltration du fluide sanguin à travers le tomentum du chorion, et l'attraction rapide et instantanée qui se fait du fluide spermatique, depuis l'orifice externe de la matrice jusqu'aux ovaires, attraction absolument nécessaire pour que la fécondation ait lieu, à cause de la position et de la structure des organes génitaux de la femme. Cependant, on ne peut révoquer en doute que des femmes ont accouché pour la seconde fois d'enfants à terme, un mois, deux mois, et même cinq mois après avoir accouché d'enfants qui vivaient ou avaient vécu.

J'en ai cité plusieurs exemples recueillis dans les ouvrages de Nicole, de Paul Pereda, de Gaspard Bauhin, et ceux qui nous ont été transmis par Desgranges, pour la femme de Lyon, et par les docteurs Laudun et Bret, pour celles d'Arles, sont des plus authentiques; je crois qu'on ne peut expliquer ces phénomènes qu'en admettant que la matrice de ces femmes est différente de celle des autres, soit qu'elle soit double, soit qu'elle soit partagée en deux cavités par une cloison, comme on en trouve des exemples assez fréquents. Riolan rapporte qu'une femme ayant été ouverte dans les écoles des Lombards, en 1559, on lui trouva une matrice double, et que lui-même en avait vu un autre exemple sur une femme qu'il avait disséquée, en 1615, en présence de plusieurs personnes. Littre parle, dans l'histoire de l'Académie des sciences, année 1705, d'une fille de deux mois dont la matrice avait deux cols, deux milieux, deux fonds; son milieu, son col et le vagin étaient partagés par une cloison charnue. En 1743, Morand donna lecture à l'Académie des siences de Paris d'une lettre de Cruger, chirurgien du roi de Danemarck, contenant l'observation qu'il avait faite de deux matrices dans une femme morte en couche; chaque matrice avait une trompe, un ligament large, un ligament rond et un orifice pour un seul vagin qui leur était commun. On trouve encore dans l'histoire de l'Académie des sciences, année 1752, une autre observation d'une matrice double; les deux matrices étaient bien complettes et bien organisées, elles avaient deux orifices; les trompes de Fallope, les ligaments larges ni les ronds n'étaient cependant pas doubles. L'inspection des matrices fit voir qu'elles avaient été toutes deux occupées; mais on n'a pu décider laquelle des deux l'avait été le plus souvent. Valisnieri parle d'une femme qui avait deux matrices, dont l'une s'ouvrait dans le rectum, et l'autre aboutissait au vagin. Pillore dit, dans l'observation qu'il présenta à l'Académie, en 1765, sur deux fœtus dont j'ai parlé plus haut, qu'il avait eu occasion de voir une matrice qui était double. Le professeur Lobstein, de Strasbourg, a disséqué une femme qui avait deux matrices. Le docteur Dupuytren, dans ses recherches anatomiques, a trouvé une matrice bilobée sur une femme morte à l'âge de trente huit ans. Bauhin dit qu'il a vu une fois la matrice partagée en deux cavités par une cloison charnue. On trouve des observations pareilles dans Saviard, Hevermann, Haller et Gavard. J'ai aussi vu une matrice partagée en deux cavités; en voici l'observation. Le 18 juin 1803, je fut invité de me transporter chez la femme Legal, fileuse, demeurant à Rouen, rue Pigeon, pour y voir, avec M Voisin, officier de santé, une petite fille, née de la veille, qui n'avait pas d'anus, et qui rendait ses excréments par le vagin. Nous jugeâmes que toute opération lui serait nuisible à cause de l'épaisseur des parties, qu'il aurait fallu couper; elle mourut deux jours après, et nous en fîmes l'ouverture. Nous trouvâmes que le tiers supérieur du vagin était partagé par une cloison charnue qui, s'étendant jusqu'au col de la matrice, formait deux petits vagins; c'est dans celui qui était du côté gauche que se trouvait l'ouverture du rectum; le museau de tanche était divisé en deux portions par une cloison charnue, elle se continuait dans l'intérieur de la matrice, et y était beaucoup plus épaisse que dans le vagin, de sorte qu'elle y formait deux cavités bien distinctes; il n'y avait qu'une trompe et qu'un ovaire de chaque côté. M. Voisin a conservé chez lui cette pièce anatomique.

Ces nombreux exemples, auxquels on pourrait encore en ajouter bien d'autres, prouvent qu'il n'est pas très-rare qu'une femme ait une matrice double ou partagée en deux cavités ; or, il n'y aura rien de surprenant qu'une telle femme puisse concevoir dans l'une et l'autre cavité à des époques plus ou moins éloignées ; mais ce ne sera pas une vraie superfétation, parce qu'il n'y aura pas une seconde conception dans une cavité utérine déjà occupée par un embryon ; que le fluide spermatique pourra être porté jusqu'à l'ovaire sans trouver aucun obstacle, et que la génération pourra avoir lieu, comme si la femme n'était pas déjà enceinte ; je prévois qu'on pourrait me citer une observation consignée dans les Mémoires de l'Académie de Stockolm, pour me prouver qu'il n'est pas nécessaire qu'une femme ait une matrice double ou partagée en deux cavités, pour qu'elle puisse concevoir une seconde fois cinq mois après une première conception ; on lit dans ces Mémoires, qu'on a trouvé la matrice simple et conformée comme elle l'est ordinairement dans le corps d'une femme morte à la suite d'un second accouchement d'une fille vivante, et que cette femme était accouchée cinq mois auparavant d'un garçon bien constitué. En supposant que cette observation soit bien exacte, on aurait dû nous dire si la fille était à terme, car on sait qu'il peut arriver qu'une femme devienne enceinte quelques jours après être accouchée ; on sait aussi qu'un enfant né au terme de cinq mois ou environ, peut vivre pendant quelques jours ; mais comme ces détails essentiels n'ont pas été donnés, cette observation ne peut servir à combattre mon opinion. On me citera peut-être encore l'autorité du Dictionnaire des Sciences médicales, article *cas rares*, dans lequel il est dit, en parlant du fait de la femme d'Arles, *qu'on voyait les deux placentas adossés, ce qui n'aurait pu avoir lieu s'ils n'avaient été implantés à la même matrice.* Je ne sais où l'auteur de cet article a pu apprendre que les placentas de cette femme étaient *adossés ;* les médecins qui ont donné l'observation des deux accouchements n'avaient assisté ni à l'un ni à l'autre ; il n'est pas dit dans leur observation qu'aucun chirurgien s'y soit trouvé. Cette femme était pauvre ; il est probable qu'elle aura été secourue par une sage-femme ; or, comme ses enfants sont nés à cinq mois d'intervalle l'un de l'autre, il faudrait donc, pour qu'on pût savoir que les placentas étaient *adossés*, que celui qui appartenait au premier né fût resté pendant cinq mois dans la matrice avec ses dépendances, pour ne sortir qu'avec celui du second enfant, ce qui est inconcevable. Que veut-on dire d'ailleurs par ces mots *placentas adossés ?* On rencontre assez fréquemment dans la pratique des accouchements des placentas qui sont unis par leurs bords internes ; mais, pour être *adossés*, il faudrait qu'ils se touchassent par leur surface postérieure, ce que personne n'a jamais vu, parce que c'est impossible.

Quant à l'hypothèse de M. Dutrochet, notre collègue, qui prétend qu'un embryon conçu quelque temps après un autre peut s'introduire dans la cavité de l'abdomen du premier, quelqu'ingénieuse qu'elle soit, elle ne me paraît pas suffisante pour expliquer un tel phénomène ; on ne doit pas cependant la ranger dans la classe de quelques opinions singulières qui furent dans le temps publiées sur ce sujet.

Aussitôt que le fœtus trouvé dans le corps de Bissieu fut apporté à Rouen, les hommes de l'art furent questionnés de toutes parts sur la singularité d'une telle conception ; un médecin et un chirurgien en donnèrent une explication plus que ridicule. Le médecin même s'avisa de faire imprimer une espèce de dissertation, dans laquelle, pour donner toute la force nécessaire à son opinion, il fait d'un trait de plume, Amédée Bissieu, moitié garçon et moitié fille, en supposant qu'il avait un ovaire dans le mésocolon gauche, et, ensuite, il explique, d'une manière aussi absurde que révoltante, comment la génération de ce fœtus avait pu s'opérer. Quelques jours après que cette chétive production eut été répandue dans le public, un des proches parents d'Amédée Bissieu, qui demeurait à Rouen, choqué sans doute d'une explication si contraire aux principes sacrés de la morale, invita MM. Maury, La Barbe, Lamauve et moi, de nous réunir chez feu M. Blanche, et là, après nous avoir fait représenter le fœtus que nous examinâmes encore, et nous avoir dit que la nuit, et même à l'instant où on présumait qu'Amédée Bissieu avait été conçu, sa mère avait éprouvé une grande frayeur par une explosion subite et inattendue, il nous pria de dire ce que nous pensions sur l'existence du fœtus trouvé dans son corps ; sur cinq que nous étions, quatre répondirent qu'Amédée Bissieu et le fœtus avaient tous les deux été conçus en même-temps ; que c'étaient deux jumeaux, et que l'un s'était trouvé enveloppé dans l'abdomen de l'autre par un mouvement particulier, dont la grande agitation de la mère, occasionnée par la frayeur, avait bien pu être la cause, sans toutefois rien prononcer d'affirmatif sur cette cause. Le cinquième des consultants se contenta d'écouter notre opinion, et ne donna pas la sienne ; il l'avait assez fait connaître auparavant par des explications à-peu-près semblables à celles de l'auteur de l'écrit mentionné ci-dessus, il n'osa pas la reproduire devant nous.

Nous apprîmes quelque temps après que les membres de la Société de l'Ecole de médecine de Paris avaient émis sur ce phénomène une opinion tout-à-fait conforme à la nôtre ; en effet, ce sera celle de tous les hommes imbus des vrais principes des lois de la nature. Néanmoins, un autre médecin de Paris (1) a encore publié une opinion qui n'est pas plus fondée que celle du médecin de Rouen, quoiqu'elle ne soit pas tout-à-fait aussi absurde ; il a pensé qu'au moment de la conception d'Amédée Bissieu deux germes s'étaient détachés de l'ovaire, qu'un seul avait été fécondé, que l'autre lui était resté adhérent ; il fait ensuite de longs raisonnements pour prouver que le germe fécondé avait enveloppé dans son accroissement successif celui qui ne l'était pas ; que ce dernier était resté inerte et stationnaire dans le corps de Bissieu jusqu'à l'âge de puberté ; qu'à cette époque le fluide prolifique s'étant formé chez lui dans les testicules, il avait circulé avec le sang dans toutes les parties de son corps ; qu'il avait rencontré ce germe dans la cavité abdominale ; qu'il l'avait animé, et que par suite l'embryon avait pris un développement graduel qui était devenu funeste à celui qui l'avait nourri dans son sein ; de sorte que, suivant son opinion, Bissieu aurait été le père du fœtus trouvé dans son corps. Ces médecins se seraient épargnés des explications si contraires à la saine physiologie, s'ils eussent voulu se rappeler que Bissieu avait une tumeur dans le côté gauche de l'abdomen

(1) Marie-de-Saint-Ursin. Bulletin de la Société médicale d'Evreux, année 1806.

dès sa plus tendre enfance; d'ailleurs, l'inspection du fœtus, ses cheveux plus ou moins longs, la couleur de quelques-uns et sur-tout la nature de ses dents, auraient dû leur apprendre que son existence était bien antérieure à l'époque de la puberté de celui qui le contenait dans son abdomen, ce qui a été pleinement confirmé par l'observation d'un pareil phénomène faite depuis par M. Young en Angleterre.

L'opinion de M. Dutrochet doit être autrement considérée que celle que je viens de réfuter, quoiqu'elle ne me paraisse pas admissible; née des réflexions que lui ont suggérées ses recherches profondes sur la formation des enveloppes des fœtus et sur leurs premiers accroissements, elle porte avec elle le caractère distinctif des productions d'un savant, je ne dois donc la combattre qu'avec la plus grande circonspection.

Je ne doute point qu'il n'ait fait ses recherches sur les enveloppes des fœtus avec la plus scrupuleuse exactitude; mais nos organes sont-ils assez parfaits pour que nous puissions voir et connaître la texture primitive des différents êtres? Nos yeux, quoiqu'aidés par les instruments microscopiques, ne voient pas tout ce qui existe dans un être qui commence à se développer, et on ne peut pas, ce me semble, conclure de ce qu'on n'apperçoit pas une partie quelconque, que cette partie n'existe point et qu'elle ne peut être que le produit d'un développement successif. J'ai déjà exposé plus haut, d'après l'opinion des plus savants observateurs, dans quel état on trouvait les enveloppes du fœtus humain à différentes époques pendant les premiers mois de la grossesse; nous avons vu qu'à quatre jours de conception on trouvait dans la matrice une bulle ovale que plusieurs observateurs prétendent être gélatineuse ; qu'à sept jours elle avait plus de consistance ; qu'à quinze c'était une capsule membraneuse dans laquelle le fœtus était contenu. Or, comment serait-il possible qu'un autre embryon, si petit qu'on le suppose, pût pénétrer avec ses enveloppes dans l'intérieur de la bulle ? Il ne pourrait le faire qu'en la désorganisant et en faisant périr l'embryon qu'elle contient ; en outre, puisque cet embryon au quinzième jour de la conception n'est pas, suivant les observateurs, plus gros qu'une fourmi, comment l'ouverture de son abdomen serait-elle assez grande pour livrer passage à un embryon nouvellement conçu, qui doit avec ses enveloppes avoir au moins deux lignes de longueur sur une ligne et demie d'épaisseur, puisqu'à quatre jours de conception la bulle qui le contient a des dimensions triples. Il est donc impossible que les deux fœtus trouvés dans le corps de deux garçons s'y soient introduits lorsqu'il y avait déjà quelques jours que ces garçons étaient conçus puisqu'ils étaient renfermés chacun dans une poche membraneuse ; d'ailleurs, il existe des observations de fœtus qu'on a trouvés dans d'autres parties du corps que l'abdomen, et qui par conséquent ne pourraient pas être supposés s'y être introduits par l'ouverture que M. Dutrochet a observée sur différents fœtus. On lit dans le second volume de l'Académie des sciences de Paris qu'on trouva un fœtus dans le scrotum d'un homme qu'on disséquait. Le journal de médecine de Corvisart, année 1806, fait aussi mention d'un fœtus trouvé dans la vessie urinaire d'une femme ; Thomas Bartholin, dans son mémoire *de fœtu parturiente*, (1) assure

(1) *Acta medi. et philosoph. hafniensia.*

avoir vu naître des souris qui étaient pleines d'autres souris ; il dit aussi qu'une mule naquit en Espagne pleine d'une autre mule ; Gabriel Clauder rapporte qu'en 1672 la femme d'un meûnier du bourg de Bezendorff accoucha à terme d'une petite fille qui paraissait bien se porter, à l'exception qu'elle avait le ventre plus gros que dans l'état naturel ; huit jours après sa naissance, cette fille accoucha d'une autre petite fille vivante qui fut suivie de son arrière-faix. Cet embryon était de la longueur du doigt, et comme il était vivant, il fut baptisé. Voilà des exemples suffisants pour prouver ce que j'ai avancé contre l'opinion de M. Dutrochet; néanmoins, je ne dois point passer sous silence une autre observation qui paraît la favoriser jusqu'à un certain point. On trouve dans Rueff (1) l'histoire et la représentation d'un homme de moyen âge qui avait une tête au nombril bien conformée, avec yeux, nez, bouche, et qui, dit-il, mangeait par cette bouche comme par l'autre. Si le fait est vrai, ce que je ne crois pas, il s'ensuivrait qu'on pourrait supposer qu'une partie informe de cet être était entrée dans l'abdomen de cet homme lorsqu'il était encore dans l'état d'embryon, qu'elle y communiquait avec les intestins, et que sa tête était restée au-dehors. Ambroise Paré et Fortunius Licetus ont consigné cette observation dans leurs ouvrages. J'avouerai aussi que je ne garantis pas que les autres faits que je viens de citer contre l'opinion de M. Dutrochet, soient vrais ; la plupart ont été publiés dans des temps où on aimait beaucoup les histoires extraordinaires ; mais j'ai prouvé plus haut, par mes considérations sur les premiers développe-

---

(1) *De conceptu et generat., lib. , pag.* 44.

ments des embryons, que je n'avais pas besoin de ces faits pour combattre son hypothèse ; si on les regarde comme vrais, ils ajouteront plus de force à mes raisonnements.

Il résulte de tout ce qui précède que quoique la superfétation soit un phénomène rare, elle est prouvée par des faits si authentiques qu'on ne peut la révoquer en doute ; qu'il est presqu'impossible qu'une femme enceinte de plus de quinze jours puisse concevoir une seconde fois pendant le temps de la gestation ; et que quand une femme accouche d'enfants à terme à des époques éloignées l'une de l'autre de deux mois, de trois mois et de cinq mois, la seconde conception n'a pu avoir lieu que parce que cette femme avait une matrice double ou partagée en deux cavités.

FIN.

A Rouen. De l'Imp. de P. PERIAUX, Imprimeur du Roi et de l'Académie, rue de la Vicomté, n° 55. (1819.)

www.ingramcontent.com/pod-product-compliance
Ingram Content Group UK Ltd.
Pitfield, Milton Keynes, MK11 3LW, UK
UKHW021117230726
13926UKWH00002B/532

9 782014 443318